TRAITEMENT

DES

MALADIES CHRONIQUES OU INVÉTÉRÉES,

PAR LA MÉDECINE DU DOCTEUR J. BRESSY.

1843

TRAITEMENT

DES
MALADIES CHRONIQUES
OU INVÉTÉRÉES,

PAR LA MÉDECINE DU DOCTEUR J. BRESSY,

ANCIEN MÉDECIN PRINCIPAL AUX ARMÉES FRANÇAISES, MÉDECIN
ET CHIRURGIEN EN CHEF DES HOSPICES CIVILS, MEMBRE
DE LA SOCIÉTÉ DES SCIENCES CHIMIQUES ET PHYSIQUES
DE FRANCE, DE L'INSTITUT HISTORIQUE, DE LA
SOCIÉTÉ D'AGRICULTURE ET DES ARTS, ETC.

Consultations, rue du Bouloy, 23, à Paris.

> La difficulté de guérir les maladies
> est en proportion avec l'incertitude
> où l'on est de leur nature et de leur
> siége.
> (TRADUIT DE WHYTE).

Cette méthode médicale, qui a valu à son auteur
une mention honorable au grand concours devant
l'académie royale des sciences en 1836, est le résumé
de toutes les principales découvertes des temps anciens
et modernes relatives à l'art de guérir (1).

(1) Voir les Mémoires chez Just Rouvier et Lebouvier, rue
de l'Ecole-de-Médecine, 8, à Paris.

Les brillantes et savantes théories, inventées de nos jours, puis mises en systèmes par les hommes placés au sommet de la science, bien qu'elles tendent aux progrès, n'ont de résultats favorables qu'autant qu'elles ont reçu la sanction de l'expérience, d'où l'on conclut que dans l'art de guérir comme dans toutes les inventions humaines, il faut l'application, pour affirmer les bienfaits d'une méthode.

Une seule médecine a résisté à toutes les innovations, c'est la médecine hippocratique; parce qu'à elle seule elle résume toute les découvertes, en s'emparant de tous les faits. Deux mille ans d'observations doivent nécessairement établir sa supériorité. Un seul reproche pouvait lui être adressé, c'est la multitude de médicaments employés. Les découvertes modernes ont singulièrement simplifié le luxe de préparations qu'elle nous offrait, et il nous est resté en réalité cette riche nomenclature d'observations dont la précision ne peut pas être contestée.

Pour arriver à éliminer tous les moyens surabondants qui devaient amener l'irrésolution dans la pratique, il a fallu classer les maladies, découvrir leurs causes prochaines et éloignées; et les moyens pour les combattre ont été dès-lors indiqués par les nombreux faits que nous possédons. La médecine du docteur J. Bressy, seule a réussi à trouver dans les agens extérieurs, les causes des altérations de nos organes, les *maladies*.

Les maladies ont trois terminaisons : la guérison, une infirmité et la mort.

La guérison des maladies aiguës s'effectue souvent par les seules forces de la nature, mais toujours sous l'influence d'un régime ; dès-lors, la médecine n'est pas moins indispensable à cette classe d'affection.

Les maladies chroniques ne se guérissent jamais sans le secours de l'art, et ont toujours une tendance à laisser des infirmités qui amènent une mort lente, lorsqu'elles ont leur siège sur un organe essentiel à la vie.

L'étude et la guérison de ces maladies nous ont plus spécialement occupé, parce que leur traitement demande une observation spéciale et assidue, et un résultat toujours prévu ; puisqu'un démenti de tous les jours serait la récompense du praticien, assez hardi pour promettre une guérison qui ne peut, comme dans les maladies aiguës, se réaliser par les seules forces da la nature et sans le concours des moyens curatifs.

La médecine que nous présentons est la médecine hippocratique dégagée de son empirisme, c'est-à-dire qu'ayant dévoilé les causes premières et les principes des maladies, elle explique ses moyens avec précision et certitude. Travail qui doit paraître immense si l'on veut considérer qu'avant les découvertes modernes, la nombreuse collection de médicaments que possède l'art de guérir, ne pouvait être employée d'une manière efficace, en ce sens qu'on les prescrivait toujours par analogie, sans pouvoir expliquer leur mode d'action, d'où il résultait qu'un moyen puissant chez un individu était nuisible ou sans action sur un autre. Ce ne sont pas les veilles de quelques jours que nous offrons à l'humanité. 60 ans d'études de père en fils et une application constante dans une immense pratique, ont constaté la supériorité de notre traitement.

Quel doit être le but de la médecine?

Prévenir et guérir les maladies auxquelles l'organisation humaine est exposée.

Vouloir atteindre ce double but sans connaître les causes qui amènent le trouble dans nos fonctions, serait vouloir arrêter un boulet de canon au passage, sans se préoccuper de l'intelligence qui le dirige et de l'étincelle qui enflamme le salpêtre.

La médecine que nous présentons a été arracher les secrets à la nature, et offre des explications et des moyens qui étonnent par leur simplicité.

Il existe cinq causes premières de maladies :

1° L'air et les émanations plus ou moins malfaisantes qu'il porte dans son sein et qu'il nous communique par son action continue et directe sur nos organes.

2° L'eau avec les différentes modifications que les corps étrangers peuvent apporter à sa qualité, les liquides de différente nature que la civilisation nous a imposés.

3° Les alimens, quant à leur qualité, leur détérioration et la préparation que l'art leur fait subir.

4° L'influence des habitations, de leur position physique, l'influence des professions.

5° L'hérédité, la contagion et les parasites.

1° L'air vicié et impur détermine les maladies de la gorge, de la poitrine, des yeux, des oreilles et de la tête.

2° L'eau et les liquides dont nous faisons usage, donnent naissance aux maladies du foie, de l'estomac, de la rate, des intestins, de la vessie, des voies urinaires, enfin.

3° Les aliments de mauvaise qualité, mal apprêtés ou dont l'assaisonnement est en opposition avec la nature de nos organes, amènent les squirres, les cancers, les pustules, quelques dartres, quelques ulcères, les maladies du cœur, les anévrismes, la leucorrhée ou fleurs blanches.

4º Les habitations humides, mal aérées, obscures, les entassements d'hommes, les professions sédentaires produisent les scrofules ou humeurs froides, le rachitis ou ramollissement des os, et par conséquent les difformités, les varices, les ulcères, le scorbut. Les habitations trop chaudes et trop éclairées provoquent la goutte, les rhumatismes, quelques maladies de la peau, l'apoplexie, la paralysie.

5º L'hérédité et la contagion transmettent une classe de maladies que nous appelons parasites; dans cette catégorie, on range la gale, qui est le produit d'un insecte, la teigne qui paraît être occasionée par un animalcule découvert depuis peu, et les vers quelle que soit leur forme.

N'ayant que cinq ordres de maladies, nous n'avons que cinq ordres de traitemens, et la nature a placé avec profusion autour de nous, les agens propres à combattre toutes nos maladies, mais modifiés nécessairement d'après l'individu, quant à son tempérament et à sa position sociale.

Ces agens nous les appelons spécifiques: spécifique veut dire moyen reconnu infaillible pour combattre une affection.

Nos spécifiques qui, comme nous l'avons dit, sont rangés en cinq ordres, neutralisent et détruisent les causes des maladies, et par conséquent les maladies ; ils sont tous d'un facile emploi et publiquement indiqués. Loin de nous la pensée de vouloir faire un mystère de nos moyens de traitement, nous les mettons au grand jour pour que chacun en profite, malades et médecins.

Ce mode de traitement a été rendu public par l'impression, ce n'est pas dans cet opuscule qu'il nous serait permis de le développer ; mais nous allons faire suivre la nomenclature des ouvrages publiées par le docteur J. Bressy, sur ce sujet, et chacun pourra y revenir au besoin.

Nous ne traitons que les maladies chroniques, persuadé que nous sommes qu'il ne manque pas de médecins pour les maladies aiguës ou récentes, et, dans ce dernier cas, le plus infime médicastre de village peut offrir des tables de statistique aussi pleines de succès que le médecin le plus illustre.

La médecine, malgré ses immenses découvertes, ne s'occupe avec succès que des maladies aiguës, c'est-à-dire celles que la nature tend toujours à guérir, et nous le prouvons. Les différens systèmes qui apparaissent comme des feux follets, pour égarer les disciples, se vantent tous de guérir, et leur statistique, qui offre invariablement le même résultat, semble leur donner raison, et ne prouve qu'une chose, c'est que, dans la plupart des cas, la nature veut qu'on guérisse quand même. Les maladies chroniques sont dans une position tout-à-fait différente : la nature ne veut pas les guérir, parce que de nouvelles fonctions sont greffées sur l'individu atteint, et que ces fonctions deviennent naturelles au principe morbide, qui a usurpé les fonctions organiques assignées à l'organe malade.

Voici l'histoire des maladies que nous traitons. Les malheureux, frappés dans ce que l'homme a de plus cher, lorsque leur fortune, leur industrie, ne leur permet pas le traitement à domicile, vont chercher un refuge dans les hôpitaux, d'où ils finissent par être expulsés comme convalescens ou incurables. Ceux qui sont favorisés par la fortune, demandent des secours à des hommes placés au sommet de la science, et, fatigués de la longueur d'un traitement, ils finissent par recourir aux hommes qui se livrent aux spécialités, et qui se propagent par la publicité ; souvent ces derniers sont assez heureux pour obtenir des résultats inespérés. N'est-ce pas là où pourrait se trouver la cause de l'animosité que portent les médecins, en général, à leurs confrères qui annoncent un traitement spécial ?

Il n'est pas inutile, en passant, de dire un mot sur ce sujet.

Si les moyens de publicité doivent être l'objet d'un blâme quelconque, on sera forcé de le faire également peser sur les hommes qui cherchent à faire connaître les progrès importans qu'ils font faire à leur art. Les médecins placés à la tête de l'art de guérir, n'en seront pas plus exempts que les autres, puisqu'ils tendent au même but par tous les moyens qu'ils ont à leur disposition : publications dans les journaux, cours particuliers, etc., rien n'est épargné. Pourquoi ce qui est permis aux uns ne serait-il pas permis aux autres? Tout le monde ne peut pas être à la tête d'un hôpital, ou professeur à l'École ; mais tout le monde peut travailler, et avec de l'intelligence tout le monde a le droit de recueillir le fruit de ses travaux, et de prendre la direction qui lui convient. Quelles que soient les capacités d'un homme, et ses précieuses découvertes, le public ne peut pas deviner ce qu'il ne connaît pas. Il est donc du droit de celui qui a la conscience de sa valeur, de prendre les moyens qui peuvent propager et répandre ce qu'il peut faire d'utile pour l'humanité.

Après avoir dit quelques mots sur la médecine actuelle, et l'insuffisance des moyens qu'elle offre pour le traitement des maladies anciennes ou chroniques, il nous reste à donner un bien léger aperçu des moyens chirurgicaux.

La chirurgie guérit les lésions mécaniques, les blessures faites par une violence extérieure, puisqu'il n'y a là qu'une condition de forme, et que la nature se charge du reste. Quant aux maladies qui tiennent à une cause inconnue, nos grands maîtres n'ont que deux moyens, le couteau ou le feu. Si l'organe malade ne peut pas être retranché ou brûlé, sans exposer la vie, il faut que le malade vive avec son infirmité, ou plutôt que l'infirmité vive aux dépens du malade !

Nous avons vu, dans les hôpitaux, des individus horriblement mutilés ; ces opérations attestaient l'admirable adresse de l'opérateur ; mais que de fois des douleurs atroces n'ont procuré à ces malheureux que quelques mois d'existence, et que de fois la maladie qu'ils croyaient guérie au prix de tant de souffrances, s'est-elle représentée sur un autre organe, puisque la cause qui la provoquait n'avait pas été détruite !

Nous n'ambitionnons pas de pareils succès. Tout le monde, avec du travail, peut enlever un membre ou fouiller une poitrine, pour en arracher un cancer qui se reproduira ; mais tout le monde ne peut pas s'initier par l'étude de la physique transcendante aux mystères de la nature , qui nous donne , avec la cause des maladies , les moyens de les guérir.

Mais nous allons trop loin ; notre but est d'exposer notre méthode et les moyens que nous avons à notre disposition.

Des succès vraiment miraculeux sont constamment obtenus par le mode de traitement que M. A. Bressy offre aujourd'hui.

Plusieurs maladies , dont on ne pouvait obtenir qu'une guérison souvent incomplète au moyen d'opérations douloureuses , trouvent leur terminaison par l'emploi de nos moyens.

Les cancers non ulcérés , les squirres , les glandes engorgées et indurées , les maladies des articulations , n'ont jamais résisté à notre traitement.

Nous combattons , par les mêmes principes curatifs , les hydropisies , les paralysies , les gastrites , les névralgies , les maladies de poitrine et des organes de la respiration , sous quelques formes qu'elles se présentent ; les maladies du cœur, du foie , de la vessie , des organes de la génération , les affections dartreuses , les ulcères , les scrofules , les maladies syphilitiques invétérées , etc. , etc.

M. A. Bressy pratique l'opération de la lithotritie ou broiement de la pierre dans la vessie.

Il est le seul inventeur et propriétaire du traitement à l'aide des peaux chimiques, à l'application desquelles les douleurs goutteuses et rhumatismale ne résistent pas, et qui ont l'étonnante propriété de faire fondre les tumeurs, les glandes indurées , et les engorgements articulaires.

M. Christiaen , médecin oculiste de Paris ; vient de se joindre à M. A. Bressy.

Ce célèbre oculiste continue ; comme par le passé , à faire les opérations de la cataracte et toutes celles qui sont du domaine de la médecine oculaire.

M. A. Bressy, domicilié à Paris , rue du Bouloi, 23, appelé dans cette ville pour y voir des malades , est descendu à l'hôtel de

où il donnera des consultations jusqu'à son départ qui aura lieu incessamment.

MM. les Maires et Curés sont priés d'avertir les malheureux des services que M. Bressy peut leur rendre dans leurs maladies.

MM. A. Bressy et Christiaen donnent leurs soins gratuitement aux indigens.

DÉCOUVERTES

ET

OUVRAGES DU DOCTEUR J. BRESSY.

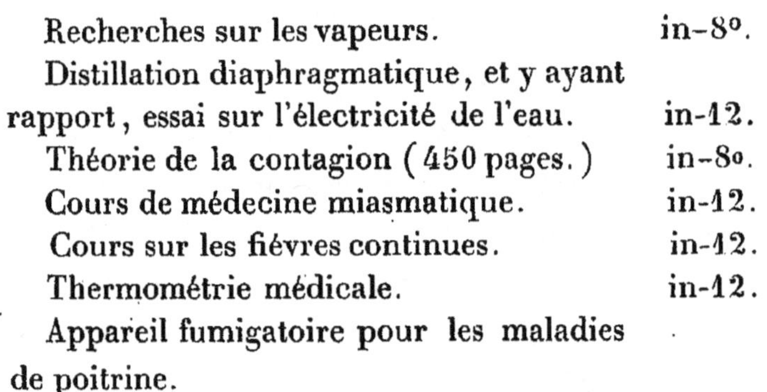

Recherches sur les vapeurs. in-8º.

Distillation diaphragmatique, et y ayant rapport, essai sur l'électricité de l'eau. in-12.

Théorie de la contagion (450 pages.) in-8º.

Cours de médecine miasmatique. in-12.

Cours sur les fiévres continues. in-12.

Thermométrie médicale. in-12.

Appareil fumigatoire pour les maladies de poitrine.

Thèse pour concourir à la chaire d'hygiène à la faculté de médecine de Paris.

Tous ces ouvrages se trouvent à la librairie de Just Rouvier et Lebouvier, libraires rue de l'Ecole de médecine, nº 8, à Paris.

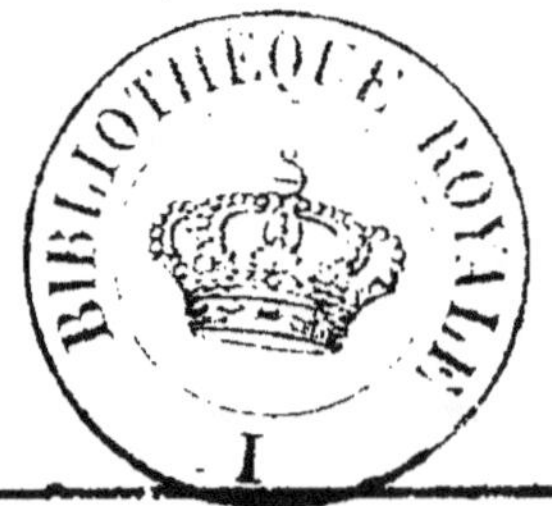

PARIS. IMPRIMERIE D'A.-T. BRETON, RUE MONTMARTRE, 131.